营养每周记
健康我做主

姜红如　王志宏 | 主编

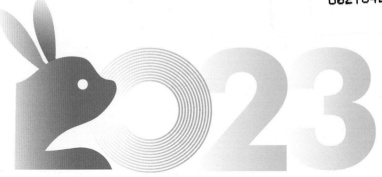

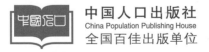

中国人口出版社
China Population Publishing House
全国百佳出版单位

图书在版编目（CIP）数据

营养每周记 健康我做主 / 姜红如，王志宏主编
. -- 北京：中国人口出版社，2022.12
ISBN 978-7-5101-8876-3

Ⅰ.①营… Ⅱ.①姜…②王… Ⅲ.①饮食营养学–
基本知识 Ⅳ.① R155.1

中国版本图书馆 CIP 数据核字（2022）第 230368 号

营养每周记 健康我做主

YINGYANG MEIZHOU JI JIANKANG WO ZUOZHU

姜红如　王志宏　主编

责 任 编 辑	刘继娟　赵皓琦	
策　　　划	郭弘葳	
装 帧 设 计	华兴嘉誉	
责 任 印 制	林　鑫　任伟英	
出 版 发 行	中国人口出版社	
印　　　刷	北京尚唐印刷包装有限公司	
开　　　本	710毫米 × 1000毫米　1/16	
印　　　张	13.5	
字　　　数	129 千字	
版　　　次	2022 年 12 月第 1 版	
印　　　次	2022 年 12 月第 1 次印刷	
书　　　号	ISBN 978-7-5101-8876-3	
定　　　价	48.00 元	

电 子 信 箱	rkcbs@126.com
总编室电话	（010）83519392
发行部电话	（010）83510481
传　　　真	（010）83538190
地　　　址	北京市西城区广安门南街 80 号中加大厦
邮 政 编 码	100054

2023

HAPPY NEW YEAR
[农历癸卯年（兔年）]

January

日	一	二	三	四	五	六
1	2	3	4	5	6	7
元旦	十一	十二	十三	小寒	十五	十六
8	9	10	11	12	13	14
十七	十八	十九	二十	廿一	廿二	北方小年
15	16	17	18	19	20	21
南方小年	廿五	廿六	廿七	廿八	大寒	除夕
22	23	24	25	26	27	28
春节	初二	初三	初四	初五	初六	初七
29	30	31				
初八	初九	初十				

February

日	一	二	三	四	五	六
			1	2	3	4
			十一	十二	十三	立春
5	6	7	8	9	10	11
元宵节	十六	十七	十八	十九	二十	廿一
12	13	14	15	16	17	18
廿二	廿三	情人节	廿五	廿六	廿七	廿八
19	20	21	22	23	24	25
雨水	二月	龙抬头	初三	初四	初五	初六
26	27	28				
初七	初八	初九				

March

日	一	二	三	四	五	六
			1	2	3	4
			初十	十一	十二	十三
5	6	7	8	9	10	11
十四	惊蛰	十六	妇女节	十八	十九	二十
12	13	14	15	16	17	18
植树节	廿二	廿三	廿四	廿五	廿六	廿七
19	20	21	22	23	24	25
廿八	廿九	春分	闰二月	初二	初三	初四
26	27	28	29	30	31	
初五	初六	初七	初八	初九	初十	

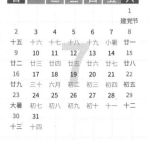

April

日	一	二	三	四	五	六
						1
						愚人节
2	3	4	5	6	7	8
十二	十三	十四	清明	十六	十七	十八
9	10	11	12	13	14	15
十九	二十	廿一	廿二	廿三	廿四	廿五
16	17	18	19	20	21	22
廿六	廿七	廿八	谷雨	初二	初三	
23	24	25	26	27	28	29
初四	初五	初六	初七	初八	初九	初十
30						
十一						

May

日	一	二	三	四	五	六
	1	2	3	4	5	6
	劳动节	十三	十四	青年节	十六	立夏
7	8	9	10	11	12	13
十八	十九	二十	廿一	廿二	廿三	廿四
14	15	16	17	18	19	20
母亲节	廿六	廿七	廿八	四月	初二	
21	22	23	24	25	26	27
小满	初四	初五	初六	初七	初八	初九
28	29	30	31			
初十						

June

日	一	二	三	四	五	六
				1	2	3
				儿童节	十五	十六
4	5	6	7	8	9	10
十七	十八	芒种	二十	廿一	廿二	廿三
11	12	13	14	15	16	17
廿四	廿五	廿六	廿七	廿八	廿九	三十
18	19	20	21	22	23	24
父亲节	初二	初三	夏至	端午节	初六	初七
25	26	27	28	29	30	
初八	初九	初十	十一	十二	十三	

July

日	一	二	三	四	五	六
						1
						建党节
2	3	4	5	6	7	8
十五	十六	十七	十八	十九	小暑	廿一
9	10	11	12	13	14	15
廿二	廿三	廿四	廿五	廿六	廿七	廿八
16	17	18	19	20	21	22
廿九	三十	六月	初二	初三	初四	初五
23	24	25	26	27	28	29
大暑	初七	初八	初九	初十	十一	十二
30	31					
十三	十四					

August

日	一	二	三	四	五	六
		1	2	3	4	5
		建军节	十六	十七	十八	十九
6	7	8	9	10	11	12
二十	廿一	立秋	廿三	廿四	廿五	廿六
13	14	15	16	17	18	19
廿七	廿八	廿九	七月	初二	初三	初四
20	21	22	23	24	25	26
初五	初六	七夕	处暑	初九	初十	十一
27	28	29	30	31		
十二	十三	十四	中元节	十六		

September

日	一	二	三	四	五	六
					1	2
					十七	十八
3	4	5	6	7	8	9
十九	二十	廿一	廿二	廿三	白露	廿五
10	11	12	13	14	15	16
教师节	廿七	廿八	廿九	八月	初二	
17	18	19	20	21	22	23
初三	初四	初五	初六	初七	初八	秋分
24	25	26	27	28	29	30
初十	十一	十二	十三	十四	中秋节	十六

October

日	一	二	三	四	五	六
1	2	3	4	5	6	7
国庆节	十八	十九	二十	廿一	廿二	廿三
8	9	10	11	12	13	14
寒露	廿五	廿六	廿七	廿八	廿九	三十
15	16	17	18	19	20	21
九月	初二	初三	初四	初五	初六	初七
22	23	24	25	26	27	28
初八	重阳节	霜降	十一	十二	十三	十四
29	30	31				
十五	十六	十七				

November

日	一	二	三	四	五	六
			1	2	3	4
			十八	十九	二十	廿一
5	6	7	8	9	10	11
廿二	廿三	廿四	立冬	廿六	廿七	廿八
12	13	14	15	16	17	18
廿九	十月	初二	初三	初四	初五	初六
19	20	21	22	23	24	25
初七	初八	初九	小雪	十一	十二	十三
26	27	28	29	30		
十四	十五	十六	十七	十八		

December

日	一	二	三	四	五	六
					1	2
					十九	二十
3	4	5	6	7	8	9
廿一	廿二	廿三	廿四	大雪	廿六	廿七
10	11	12	13	14	15	16
廿八	廿九	三十	冬月	初二	初三	初四
17	18	19	20	21	22	23
初五	初六	初七	初八	冬至	初十	十一
24	25	26	27	28	29	30
平安夜	圣诞节	十四	十五	十六	十七	十八
31						
十九						

平衡膳食

中国居民平衡膳食准则：

食物多样：平均每天 > 12 种，每周 > 25 种。

植物性食物为主：餐餐蔬菜，天天水果。

动物性食物为辅：一天一个鸡蛋，每周 ≥ 2 次水产品。

少油少盐：每天食盐用量 < 5g，食用油 25 ～ 30g。

碳水不可少：碳水化合物供能占膳食总能量的

50% ～ 65%，蛋白质占 10% ～ 15%，脂肪占 20% ～ 30%。

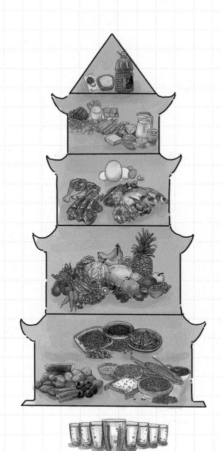

1月

一月 **1**

星期日　初十

元旦

食物多样 合理搭配

食物多样是平衡膳食的基础，多样化膳食应由谷薯杂豆类、蔬菜水果类、畜禽鱼蛋、奶类大豆和坚果类这几类基本食物组成。

合理搭配：一是粗细搭配，注意增加全谷物和杂豆类食物，谷类和豆类食物搭配食用可以提高蛋白质的利用率。二是荤素搭配，即动物性食物和植物性食物搭配烹调。三是色彩搭配，五颜六色的食物能刺激食欲。此外，还可以选择小分量配餐，既能增加食物种类，又能丰富营养来源。

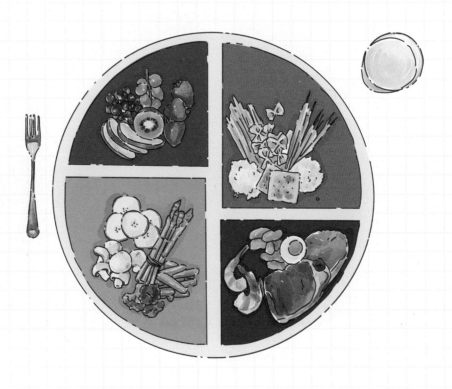

1月

2 星期一 十一

3 星期二 十二

4 星期三 十三

5 星期四 十四
小寒

6 星期五 十五

7 星期六 十六

8 星期日 十七

周计划:

下周计划:

周总结：

吃动平衡 健康体重

　　食物摄入量和身体活动量是保持能量平衡、维持健康体重的两个关键因素，体重是评价人体营养和健康状况的重要指标。各年龄段人群都应坚持每天运动、维持能量平衡、保持健康体重。

　　推荐每周至少有 5 天做运动（中等强度），累计150分钟以上；最好每天主动走 6000 步。注意不要久坐，每小时起来活动一下，动则有益。

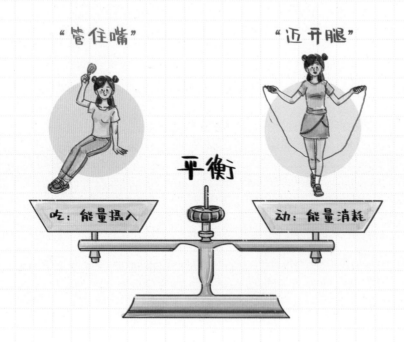

"管住嘴"　　　　　"迈开腿"

平衡

吃：能量摄入　　　动：能量消耗

1月

9
星期一　十八

10
星期二　十九

11
星期三　二十

12
星期四　廿一

13
星期五　廿二

14
星期六　廿三

15
星期日　廿四

周计划:

下周计划:

周总结:

健康体重

体重过重和过低都是不健康的表现，容易患多种疾病，影响寿命。体质量指数 (BMI) 是国际上常用的衡量人体肥胖程度和是否健康的重要指标。BMI= 体重 (kg) / 身高 (m)^2。

一般成年人（18 ~ 64 岁）如何判断健康体重？

体重过低：BMI<18.5 kg/m^2；

体重正常：18.5 kg/m^2 ≤ BMI<24.0 kg/m^2；

超重：24.0 kg/m^2 ≤ BMI<28.0 kg/m^2；

肥胖：BMI ≥ 28.0 kg/m^2。

老年人的体重不宜过低，BMI 在 20.0 ~ 26.9kg/m^2 更为适宜。

引自《WS/T 428—2013 中华人民共和国卫生行业标准：成人体重判定》

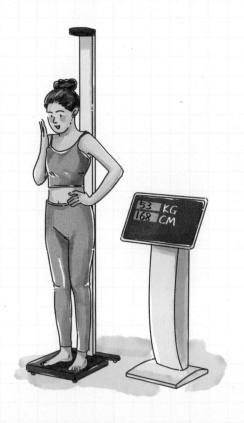

1月

16
星期一　廿五

17
星期二　廿六

18
星期三　廿七

19
星期四　廿八

20
星期五　廿九
大寒

21
星期六　三十
除夕

22
星期日　正月
春节

周计划:

下周计划:

周总结：

运动有益健康

　　生命在于运动，"动则有益"。运动不仅有利于保持健康体重，降低心血管疾病、2 型糖尿病、某些癌症等慢性病的发生风险，还能调节心理平衡，改善睡眠。

　　"我运动，我快乐"源于运动可以刺激内啡肽的分泌，内啡肽能让人感到欢愉和满足，甚至可以帮助人排遣压力和不快。因此，内啡肽也被称为"快乐激素"或者"年轻激素"。内啡肽的分泌需要中等偏上强度的运动（如做健身操、跑步、登山、打羽毛球等）30 分钟以上。当人喜笑颜开时，大脑合成和释放内啡肽也会增加，愉悦的心情也会翻倍哦！

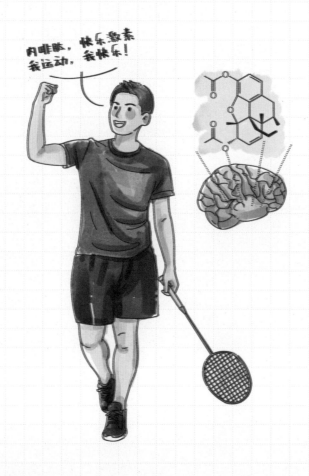

1月

23
星期一　初二

24
星期二　初三

25
星期三　初四

26
星期四　初五

27
星期五　初六

28
星期六　初七

29
星期日　初八

17

周计划:

下周计划:

周总结：

主动运动

天天运动身体好，主动运动最好每天 6000 步，或者中等强度运动 30 分钟以上，可以 1 次完成，也可以分 2～3 次。成年人可以选择快走、游泳、打羽毛球等，老年人可以选择中速走、打乒乓球、跳广场舞等。推荐成年人隔天进行一次抗阻运动，增强肌肉力量。

成年人每天身体活动量相当于快走 6000 步的活动时间

活动名称	时间（分钟）
太极拳	50
骑自行车、快走、乒乓球、跳舞	40
健身操、高尔夫球	30～35
羽毛球、网球、篮球	30
慢跑、游泳	25

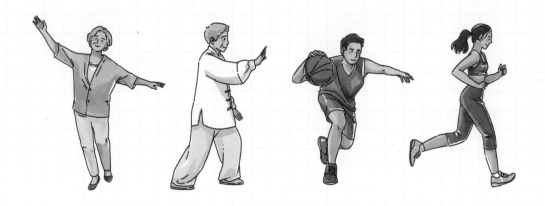

1月 **2**月

30
星期一　初九

31
星期二　初十

二月　1
星期三　十一

2
星期四　十二

3
星期五　十三

4
星期六　十四
立春

5
星期日　十五
元宵节

周计划：

下周计划：

周总结：

多吃蔬果、奶类、全谷、大豆

　　蔬菜水果、全谷物、奶类、大豆是人体所需维生素、矿物质、膳食纤维、优质蛋白、必需脂肪酸和植物化学物的重要来源，是平衡膳食的重要组成部分。适量坚果也是对平衡膳食的有益补充。

　　餐餐有蔬菜，天天有水果，吃各种各样的奶制品，经常吃全谷物、豆制品，适量吃坚果。

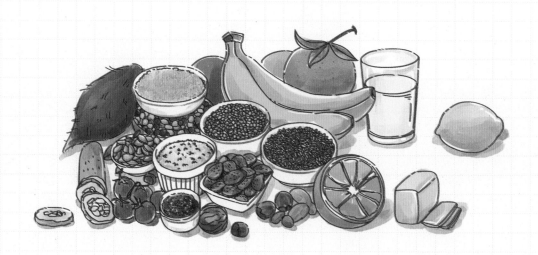

2 月

6 星期一 十六

7 星期二 十七

8 星期三 十八

9 星期四 十九

10 星期五 二十

11 星期六 廿一

12 星期日 廿二

周计划:

下周计划:

周总结：

餐餐有蔬菜

推荐餐餐吃蔬菜，中、晚餐每餐至少有 2 种蔬菜，保证每天摄入不少于 300g 的新鲜蔬菜，深色蔬菜应占 1/2。购买新鲜应季的蔬菜最重要，最好购买当天就食用，少吃腌菜和酱菜。

小贴士

在每一餐的食物总量中，蔬菜大约占 1/2 的量才能满足一天"蔬菜摄入量"的目标。

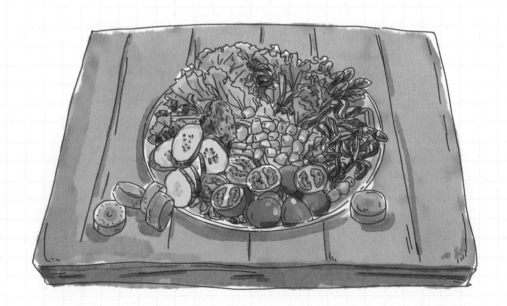

2 月

13
星期一　廿三

14
星期二　廿四

15
星期三　廿五

16
星期四　廿六

17
星期五　廿七

18
星期六　廿八

19
星期日　廿九
雨水

周计划:

下周计划:

周总结：

深色蔬菜

深色蔬菜指深绿、红、黄、橙、紫等非白色浅色蔬菜，相对具有营养优势，并富含 β–胡萝卜素，且更容易促进食欲，应注意多选择。

小贴士

深绿色蔬菜有菠菜、茼蒿、韭菜、西蓝花等

红色蔬菜有红菜薹、西红柿、红心包菜等

橙黄色蔬菜有胡萝卜、黄甜椒、韭黄、南瓜等

紫红色蔬菜有红苋菜、紫甘蓝、马齿苋等

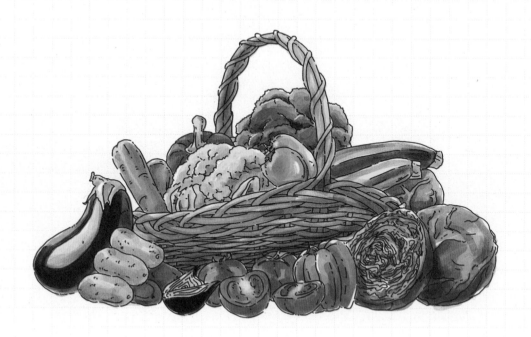

2月

20
星期一　二月

21
星期二　初二

22
星期三　初三

23
星期四　初四

24
星期五　初五

25
星期六　初六

26
星期日　初七

周计划:

下周计划:

34

周总结：

天天吃水果

成人保证每天摄入 200 ~ 350g 的新鲜水果，果汁不能代替水果。把水果放在容易看到和方便拿到的地方有助于培养吃水果的习惯。一般糖尿病患者是可以吃水果的，但必须要有"讲究"：

1. 适时。加餐吃水果。水果在两次正餐中间吃，餐前餐后不要立即吃。

2. 水果分级，精挑细选。选择低 GI 的水果直接吃，不要榨成果汁或吃水果罐头。

3. 适量。根据自身血糖情况适量摄入，分次食用。如上午、下午各吃 1/2 个苹果。

不同水果种类的升糖指数

GI	水果种类
低 GI（< 55）	樱桃、李子、桃、草莓、苹果、梨、柑橘、葡萄、猕猴桃、香蕉、芭蕉
中 GI（55 ~ 70）	葡萄干、菠萝、甜瓜
高 GI（> 70）	西瓜、荔枝

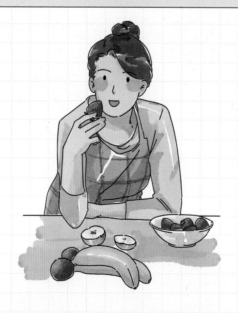

2月 3月

27
星期一　初八

28
星期二　初九

三月 1
星期三　初十

2
星期四　十一

3
星期五　十二

4
星期六　十三

5
星期日　十四

周计划：

下周计划：

周总结：

蔬菜水果不一样

　　蔬菜和水果的营养价值和风味各有特色，不能互相替代。

　　蔬菜品种多，且蔬菜的维生素、矿物质、膳食纤维和植物化学物的含量通常高于水果，故水果不能代替蔬菜。

　　水果中游离糖、有机酸、芳香物质比新鲜蔬菜多，果糖含量高，且可直接食用的特点可最大程度减少营养成分流失，所以蔬菜也不能代替水果。

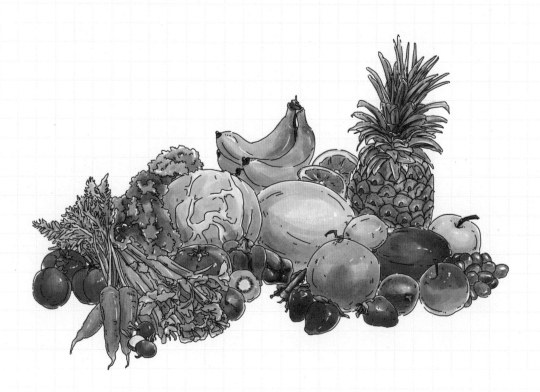

3月

6 星期一 十五
惊蛰

7 星期二 十六

8 星期三 十七
妇女节

9 星期四 十八

10 星期五 十九

11 星期六 二十

12 星期日 廿一
植树节

周计划:

下周计划:

42

周总结：

奶类

奶类是一种营养成分丰富、组成比例适宜、易消化吸收的天然食品，可以提供优质蛋白质、维生素 B_2，尤其是钙的良好来源。

乳按照食品来源可分为牛乳、羊乳、马乳等，市售产品以牛乳为主。市场上常见的奶类食品主要有液态奶、酸奶、奶酪、奶粉等。我们要吃各种各样的奶制品，摄入量相当于每天 300mL 以上液态奶。对于超重和肥胖者可选用用脱脂奶或低脂奶。

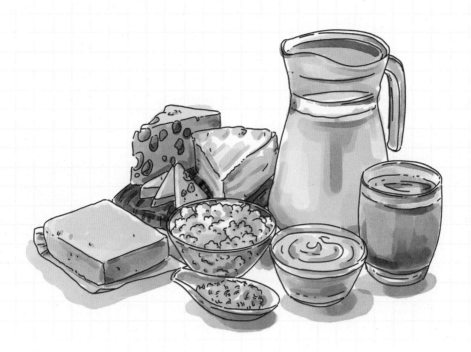

3月

13
星期一 廿二

14
星期二 廿三

15
星期三 廿四

16
星期四 廿五

17
星期五 廿六

18
星期六 廿七

19
星期日 廿八

周计划:

下周计划:

周总结：

乳糖不耐受

乳糖不耐受是因为肠道分泌的乳糖酶太少，不能够完全分解奶中的乳糖，从而引起腹泻。乳糖不耐受人群不必绝对断乳。如何避免乳糖不耐受？

1. 不空腹饮奶。喝奶之前或者喝奶的同时，吃一些谷类或鸡蛋等，可避免乳糖不耐受的症状。

2. 少量多次反复尝试。大部分乳糖不耐受者可通过少量（如每次 50 ~ 60mL）多次饮奶后刺激机体适应并分泌乳糖酶。

3. 严重乳糖不耐受者，可选择无乳糖乳品、酸奶或者高钙的豆奶替代。

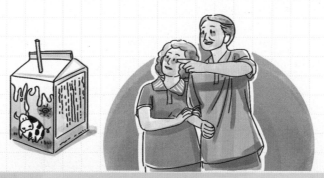

乳糖不耐受者可以喝奶

小贴士　乳品家族找替代　合理膳食不离"奶"

饮奶之前先吃"饭"　不怕腹泻来捣乱

少量多次常饮奶　远离"难受"并不难

3月

20
星期一　廿九

21
星期二　三十
春分

22
星期三　闰二月

23
星期四　初二

24
星期五　初三

25
星期六　初四

26
星期日　初五

周计划:

下周计划:

周总结：

含乳饮料

含乳饮料是饮料，不是奶。含乳饮料是以乳或乳制品为原料，加入水及适量辅料经配制或发酵而成的饮料制品。那么，如何鉴别含乳饮料呢？

1. 看食品标签上的产品种类。

2. 看配料表：通常含乳饮料配料表第一项为水，后依次为生牛乳（或奶粉）、甜味剂、果味剂等。

3. 看营养成分表中的蛋白质含量：配制型和发酵型含乳饮料的蛋白质含量要求不低于1.0g/100g，乳酸菌饮料不低于0.7g/100g；而生乳蛋白质含量不低于2.8g/100g，发酵乳不低于2.9g/100g。

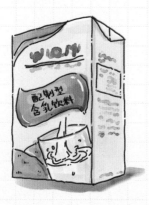

产品种类：配制型含乳饮料
配料：水、生牛乳、白砂糖、炼乳、香蕉浆(香蕉、食用葡萄糖、白砂糖、植物乳杆菌、副干酪乳杆菌、嗜酸乳杆菌)、微晶纤维素、羧甲基纤维素钠、蔗糖脂肪酸酯（单、双甘油脂肪酸酯)、卡拉胶、海藻酸钠、三聚磷酸钠、焦磷酸钠、食用盐、胭脂树橙、食用香精

	鲜奶	酸奶	乳饮料
原料	生牛乳	生牛乳……	水、生牛乳、糖/甜味剂、果味剂……
蛋白质含量	≥2.8 g/100g	≥2.9 g/100g	≥1.0 g/100g
添加糖		乳饮料 > 酸奶 > 鲜奶	

3月 4月

27
星期一　初六

_____

28
星期二　初七

_____

29
星期三　初八

_____

30
星期四　初九

_____

31
星期五　初十

_____

四月　1
星期六　十一

_____

2
星期日　十二

_____

周计划:

下周计划:

54

周总结：

谷类

要保证平衡膳食，坚持谷类食物为主是重要特征。建议平均每天摄入谷类食物200～300g，其中全谷物和杂豆类50～150g。

谷类是最经济和最主要的膳食能量来源，同时也是蛋白质、膳食纤维、多不饱和脂肪酸、B族维生素和矿物质的重要来源，在促进机体生长发育、维持人体健康方面发挥着重要的作用。

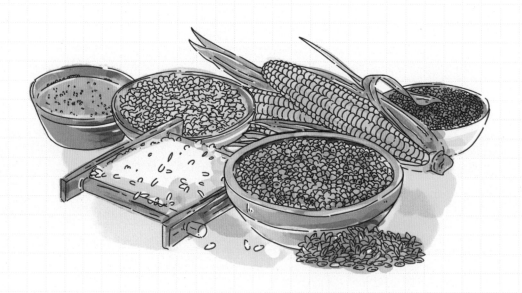

4月

3 星期一 十三

4 星期二 十四

5 星期三 十五
清明

6 星期四 十六

7 星期五 十七

8 星期六 十八

9 星期日 十九

周计划:

下周计划:

58

周总结：

薯类

　　薯类含有丰富的淀粉、膳食纤维，并含有维生素和矿物质。其中，碳水化合物含量为 25% 左右，蛋白质、脂肪含量较低，维生素 C 含量较谷类更高。

　　薯类是为居民提供淀粉的主要食物之一，建议一般成年人每天摄入 50 ~ 100g。

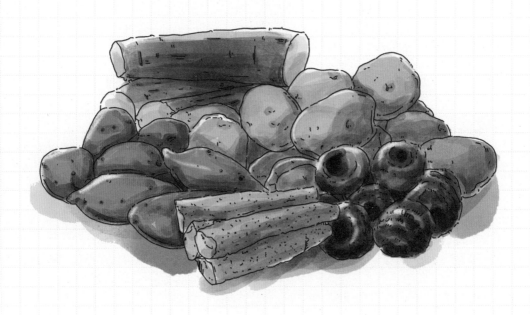

4 月

10
星期一　二十

11
星期二　廿一

12
星期三　廿二

13
星期四　廿三

14
星期五　廿四

15
星期六　廿五

16
星期日　廿六

周计划:

下周计划:

周总结：

全谷物更健康

　　全谷物的特点是保留了完整谷粒所具备的胚乳、胚芽和麸皮等结构及营养成分，对人体更有益。推荐每天摄入全谷物和杂豆 50～150g，为一天谷物的 1/4～1/3。

　　与精制谷物相比，全谷物可提供更多的 B 族维生素、矿物质、膳食纤维等营养成分及有益健康的植物化学物。目前有充足的证据表明，增加全谷物摄入可降低全因死亡风险、2 型糖尿病和心血管疾病的发病风险，并有助于控制体重、降低肥胖的风险。

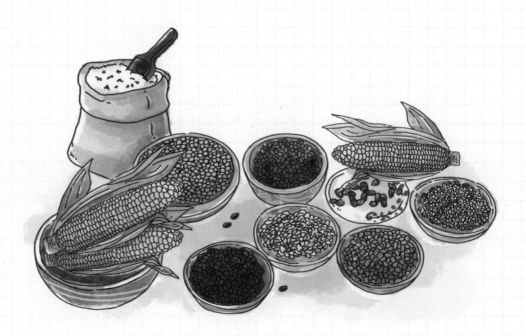

4 月

17
星期一　廿七

18
星期二　廿八

19
星期三　廿九

20
星期四　三月
谷雨

21
星期五　初二

22
星期六　初三

23
星期日　初四

周计划：

下周计划：

周总结：

多吃全谷物

大米粥换成燕麦粥、小米粥、黑米粥、各种全谷物粥。

制作五谷豆浆加入糙米、燕麦。

沙拉里可以拌入煮熟的藜麦、小米、薏米、玉米等。

家中常备全麦粉，和普通面粉掺着做。

大米饭中加糙米，注意糙米提前浸泡。

超市选购全麦食品，认准配料表第一位是全麦粉。

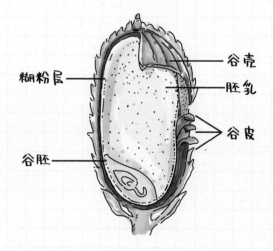

糊粉层

谷壳

胚乳

谷皮

谷胚

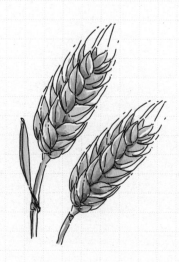

4月

24
星期一　初五

25
星期二　初六

26
星期三　初七

27
星期四　初八

28
星期五　初九

29
星期六　初十

30
星期日　十一

周计划：

下周计划：

周总结：

全谷物不等于粗粮

粗粮是相对于我们平时吃的精米白面而言的，包括谷类、杂豆类（如绿豆、红豆），甚至薯类如番薯、芋头都属于粗粮的范畴。而全谷物强调的是要么有完整结构的谷粒，要么具备完整谷粒的营养。

谷粒中各部位主要营养素：

谷皮：膳食纤维、B族维生素、矿物质和植物化学物。

糊粉层：较多的蛋白质、脂肪、丰富的B族维生素及矿物质。

谷胚：富含蛋白质、脂肪、多不饱和脂肪酸、B族维生素、维生素E和矿物质。

胚乳：主要是淀粉，少量蛋白质、B族维生素、维生素E和矿物质。

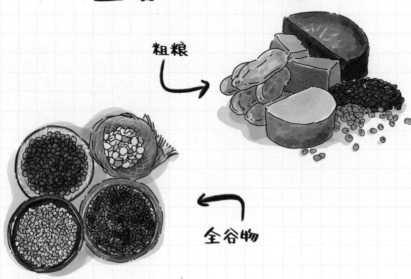

全谷物 ≠ 粗粮

粗粮

全谷物

5 月

五月

1
星期一　十二
劳动节

2
星期二　十三

3
星期三　十四

4
星期四　十五
青年节

5
星期五　十六

6
星期六　十七
立夏

7
星期日　十八

周计划：

下周计划：

74

周总结：

杂豆类

杂豆中碳水化合物含量高达 50% ~ 60%，且主要以淀粉的形式存在，因此尽管不是谷类，但常被作为主食看待。

杂豆蛋白质含量约 20%，氨基酸的组成与大豆相似，更接近人体需求，尤其是富含赖氨酸（谷类蛋白质缺乏此氨基酸），与谷类食物搭配食用，可以起到很好的蛋白质互补作用。

平衡膳食中推荐每天摄入全谷物和杂豆类 50 ~ 150g。

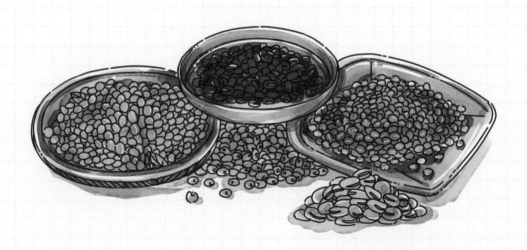

5 月

8　　星期一　十九

9　　星期二　二十

10　　星期三　廿一

11　　星期四　廿二

12　　星期五　廿三

13　　星期六　廿四

14　　星期日　廿五

周计划:

下周计划:

周总结：

豆类

豆类食物怎么分?

属于大豆的:黄豆、青豆和黑豆,蛋白质含量高,提供优质蛋白。

属于杂豆的:红豆、绿豆、芸豆、花豆等,含碳水化合物高。

属于蔬菜的:四季豆、豆角、豇豆、豆芽,富含维生素、矿物质和膳食纤维。

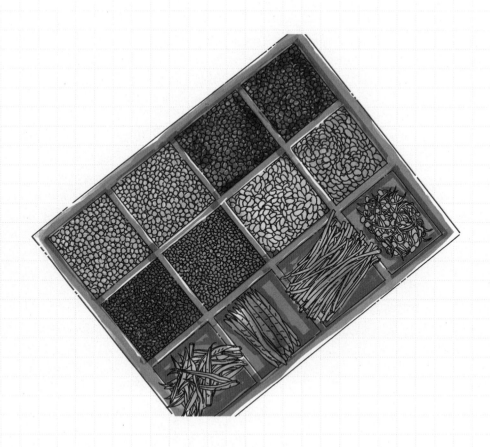

5 月

15
星期一　廿六

16
星期二　廿七

17
星期三　廿八

18
星期四　廿九

19
星期五　四月

20
星期六　初二

21
星期日　初三
小满

周计划：

下周计划：

周总结：

大豆营养价值

大豆中蛋白质含量高达22%~37%，而且氨基酸模式好，必需氨基酸的组成和比例与动物蛋白相似，是优质蛋白质的重要膳食来源。推荐每天摄入15~25g大豆。

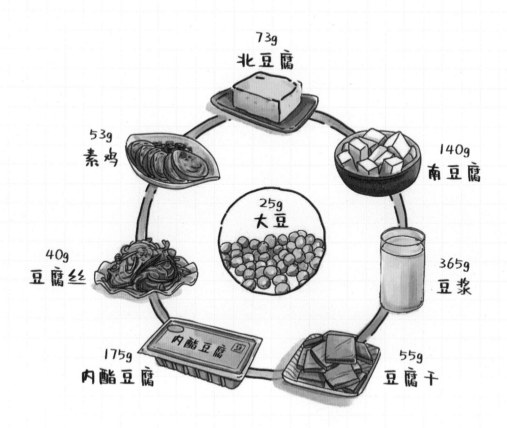

73g
北豆腐

53g
素鸡

140g
南豆腐

25g
大豆

365g
豆浆

40g
豆腐丝

175g
内酯豆腐

55g
豆腐干

5月

22
星期一　初四

23
星期二　初五

24
星期三　初六

25
星期四　初七

26
星期五　初八

27
星期六　初九

28
星期日　初十

周计划:

下周计划:

周总结：

大豆有益健康

　　大豆食品不仅蛋白含量高，且含不饱和脂肪酸、膳食纤维、大豆异黄酮、大豆磷脂等多种有益健康的成分。长期摄入大豆食品可有效降低绝经前、后女性乳腺癌和心血管疾病的发病风险，且大豆蛋白和大豆异黄酮均有助于改善更年期女性骨密度。

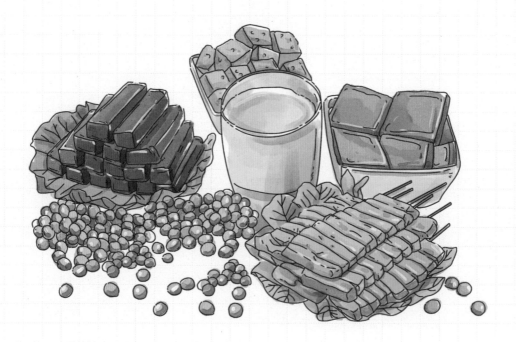

5月 **6**月

29
星期一　十一

30
星期二　十二

31
星期三　十三

六月　1
星期四　十四
儿童节

2
星期五　十五

3
星期六　十六

4
星期日　十七

周计划:

下周计划:

周总结：

豆浆\豆奶

自制豆浆要煮熟，营养升级助健康。

大豆中含有一些抗营养因子，喝生豆浆或未煮熟的豆浆会使人出现恶心、呕吐、腹痛、腹胀和腹泻等症状。抗营养因子通过加热可被破坏、消除。因此，生豆浆需要彻底煮透，这些物质被彻底破坏后才能饮用。

与自制豆浆相比，现代食品加工工艺生产的纯豆奶可最大限度地保留大豆中的营养成分，并去除抗营养因子。但选购时要注意配料表和营养标签，尽量选择低糖或无糖豆奶。

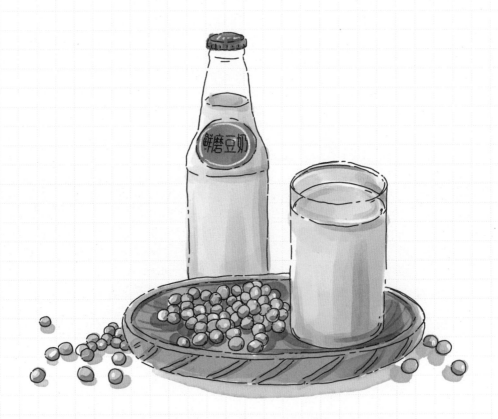

6月

5 星期一 十八

6 星期二 十九
芒种

7 星期三 二十

8 星期四 廿一

9 星期五 廿二

10 星期六 廿三

11 星期日 廿四

周计划:

下周计划:

周总结:

适量吃鱼、禽、蛋、瘦肉

　　鱼、禽、蛋和瘦肉富含多种营养物质，也是平衡膳食的重要组成部分，但是过量摄入不利于健康。推荐成年人平均每天摄入动物性食物总量控制在120～200g（相当于每周摄入鱼类2次或300～500g、畜禽肉300～500g、蛋类300～350g）。种类选择上应适量增加鱼禽肉摄入比例。烹饪方式上，建议多蒸、煮、炒，少高温油炸、少烟熏和腌制。

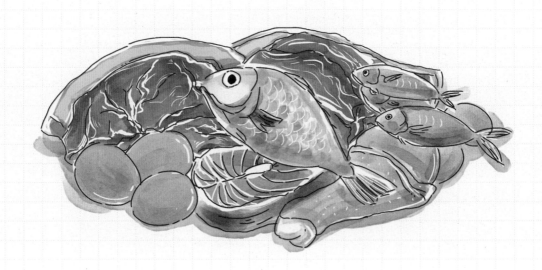

6 月

12
星期一　廿五

13
星期二　廿六

14
星期三　廿七

15
星期四　廿八

16
星期五　廿九

17
星期六　三十

18
星期日　五月

周计划：

下周计划：

98

周总结：

水产品

　　水产品主要是鱼、虾、蟹和贝类。水产品蛋白质含量为 15% ~ 22%，且为优质蛋白质；碳水化合物和脂肪含量低；鱼类肝脏可以提供丰富的维生素 A、维生素 D、维生素 B_2；还可提供硒、锌和碘等矿物质。深海鱼含有多不饱和脂肪酸 EPA 和 DHA，有助于调节血脂。每周最好吃鱼 2 次或 300 ~ 500g。

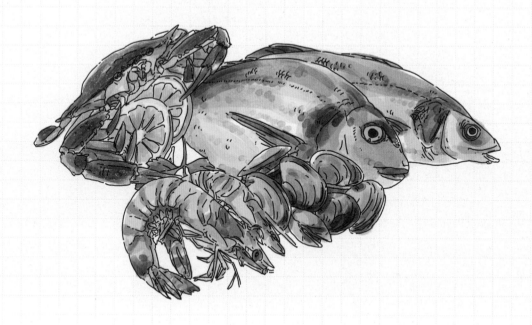

6月

19
星期一　初二

20
星期二　初三

21
星期三　初四
夏至

22
星期四　初五
端午节

23
星期五　初六

24
星期六　初七

25
星期日　初八

周计划:

下周计划:

102

周总结：

禽肉

禽类主要有鸡、鸭、鹅等。与畜肉相比，禽肉脂肪含量低（9%～14%），且以油酸为主，易于消化吸收。禽肉蛋白质含量为16%～20%。三种禽类中，鸡肉蛋白质含量最高，脂肪含量最低。此外，禽类肝脏中富含维生素 A、B 族维生素和消化吸收率高的血红素铁；血液中也富含血红素铁。

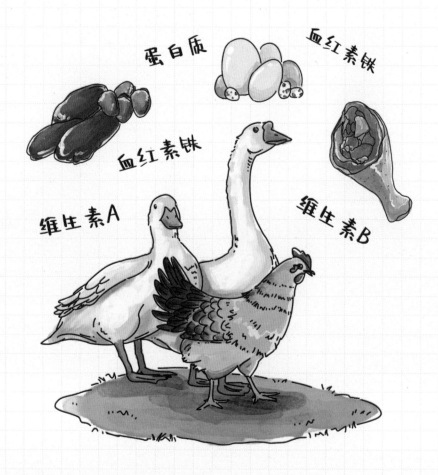

蛋白质

血红素铁

血红素铁

维生素A

维生素B

26
星期一　初九

27
星期二　初十

28
星期三　十一

29
星期四　十二

30
星期五　十三

七月　**1**
星期六　十四
建党纪念日

2
星期日　十五

周计划:

下周计划:

周总结：

蛋类

蛋类主要包括鸡蛋、鸭蛋、鹅蛋、鹌鹑蛋等，是蛋白质生物学价值最高的食物之一。

蛋白质含量为 13% 左右，其所含必需氨基酸比值与人体必需氨基酸需要量比值最接近，经消化吸收后在体内被利用率最高。

脂肪含量为 10% ~ 15%，主要集中在蛋黄，以油酸为主，磷脂、胆固醇含量也较高。

小贴士

红皮鸡蛋与白皮鸡蛋的营养素含量没有显著差别，在选购鸡蛋时，无须注重蛋皮的颜色。

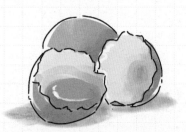

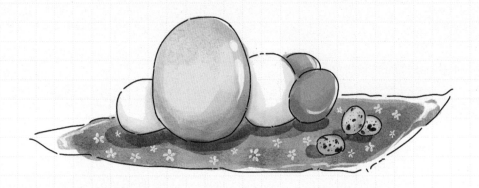

7月

3 星期一 十六

4 星期二 十七

5 星期三 十八

6 星期四 十九

7 星期五 二十

小暑

8 星期六 廿一

9 星期日 廿二

周计划：

下周计划：

110

周总结：

吃鸡蛋不弃蛋黄

鸡蛋富含蛋白质，氨基酸模式合理，是营养较为全面的天然食品。

鸡蛋含丰富的维生素和矿物质，且主要集中于蛋黄。蛋黄中矿物质以磷、钙、钾、钠含量较多，维生素种类相对齐全。

鸡蛋中脂肪含量为 10% ~ 15%，尽管也主要集中在蛋黄，但以油酸为主，且含丰富的磷脂和胆固醇。其中磷脂主要为卵磷脂和脑磷脂，而卵磷脂有助于调节血脂和降低血胆固醇，还能促进脂溶性维生素吸收。

1 个鸡蛋（50g）约含胆固醇 290mg，每天吃 1 个鸡蛋，对健康成人没有不利影响；而血脂异常、有心脑血管疾病病史者，也可以每隔一天吃 1 个鸡蛋，蛋白、蛋黄都要吃！

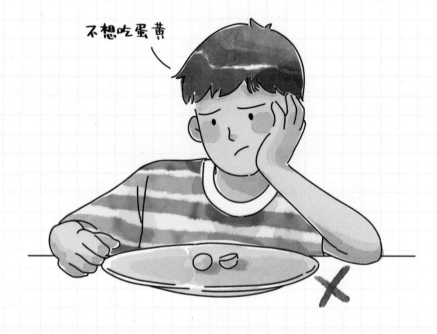

不想吃蛋黄

7月

10
星期一　廿三

11
星期二　廿四

12
星期三　廿五

13
星期四　廿六

14
星期五　廿七

15
星期六　廿八

16
星期日　廿九

周计划：

下周计划：

周总结：

畜肉

畜肉类包括猪、牛、羊等家畜的肌肉、脂肪和内脏，可以提供多种营养物质。因畜类肌肉颜色较深，在烹饪前呈暗红色，所以又被称为"红肉"。

畜肉脂肪含量较高，平均为15%，猪肉最高，牛肉最低，其中肥猪肉中脂肪含量高达90%，因此推荐吃"瘦肉"。从脂肪酸比例来说，瘦猪肉中饱和脂肪酸占比40%，单不饱和脂肪酸占比50%，多不饱和脂肪酸占比10%。蛋白质（10%～20%）多存在于肌肉组织中，为优质蛋白质。肌肉中碳水化合物含量极少，铁含量丰富，为血红素铁，可直接被人体吸收，吸收利用率高。畜类内脏中B族维生素和维生素A含量丰富。

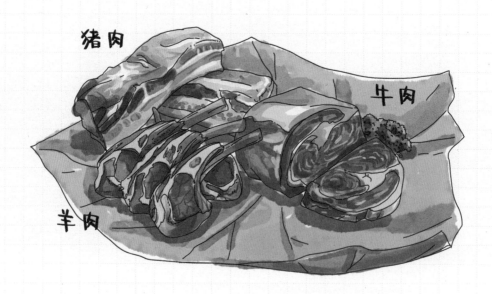

猪肉

牛肉

羊肉

7月

17
星期一　三十

18
星期二　六月

19
星期三　初二

20
星期四　初三

21
星期五　初四

22
星期六　初五

23
星期日　初六
大暑

周计划:

下周计划:

周总结：

红肉与白肉

红肉是指肌肉颜色较深，在烹饪前呈现暗红色的猪、牛、羊等畜肉。白肉是指肌肉纤维细腻、在烹饪前呈现浅色的禽肉类、水产品。

红肉的脂肪含量比白肉高，且以饱和脂肪酸为主，摄入过多会增加心血管病的风险；而白肉则含丰富的不饱和脂肪酸，深海鱼中还富含 EPA 和 DHA，有利于调节血脂，预防动脉粥样硬化。但是，白肉和红肉都不能过量食用。

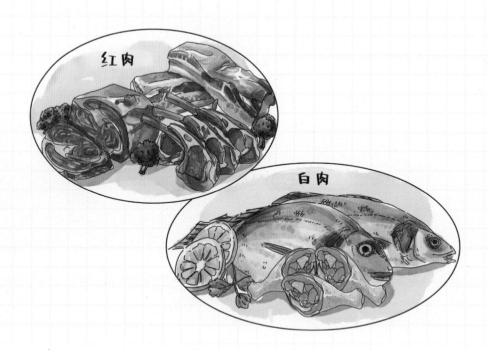

红肉

白肉

7 月

24 星期一　初七

25 星期二　初八

26 星期三　初九

27 星期四　初十

28 星期五　十一

29 星期六　十二

30 星期日　十三

周计划：

下周计划：

周总结：

加工肉制品与超加工食品

加工肉制品指经过盐腌、风干、发酵、烟熏或其他处理，用以提升口感或延长保存时间的任何肉类。

超加工食品是在已经加工过的食品基础上再加工的食品，除盐、糖、油和脂肪外，通常含有五种以上工业制剂成分。这类食品通常是高糖、高脂、高能量的食品，长期食用会增加患癌风险。

长期大量食用加工肉制品与超加工食品会给人体健康带来风险，因此应尽量少吃。

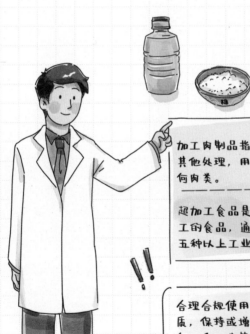

加工肉制品指经过腌制、风干、发酵、烟熏或其他处理，用以提升口感或延长保存时间的任何肉类。

超加工食品是在已经加工过的食品基础上再加工的食品，通常含有除盐、糖、油和脂肪外的五种以上工业制剂成分。

合理合规使用食品添加剂，可以防止食品腐败变质，保持或增强食品的营养，改善或丰富食物的色、香、味等，防腐剂还能杀灭产毒微生物。

7月 **8**月

31
星期一　十四

八月　1
星期二　十五
建军节

2
星期三　十六

3
星期四　十七

4
星期五　十八

5
星期六　十九

6
星期日　二十

125

周计划:

下周计划:

周总结：

少盐少油 控糖限酒

食盐、脂肪和烹调油摄入过多是导致肥胖及其他慢性病的重要因素，应当培养清淡饮食的习惯。建议成人每天食盐摄入不超过 5g、烹调油 25 ～ 30g，还要注意食物中隐藏的盐，减少动物性油脂与饱和脂肪酸的摄入。在烹调加工或选购预包装食品时，关注添加糖的用量，每天摄入不超过 50g，最好低于 25g。如饮酒应限量，不劝酒、不酗酒，成年人一天摄入的酒精总量不超过 15g。

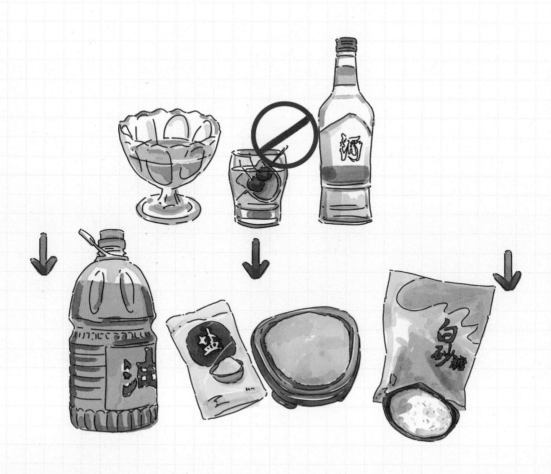

8月

7
星期一　廿一

8
星期二　廿二
立秋

9
星期三　廿三

10
星期四　廿四

11
星期五　廿五

12
星期六　廿六

13
星期日　廿七

周计划:

下周计划:

周总结：

食盐

食盐是生活中最常见的调味品，其主要成分是氯化钠。食盐是咸味的，能调制食物口味、增添风味，可以刺激人的味觉，增加食欲。

摄入过多的食盐会增加高血压、脑卒中等疾病的风险，日常饮食中应特别关注盐的用量，每天摄入量不超过5g。家庭烹调时学会使用限盐勺，用葱、姜、柠檬汁等调味，替代一部分盐。少吃腌制、卤制等含盐量较高的食品。

从小培养清淡少盐的健康饮食习惯，强化每餐限盐的健康观念。推荐2～3岁幼儿摄入量不超过2g，4～6岁幼儿不超过3g，7～10岁儿童不超过4g，10岁以上人群不超过5g。

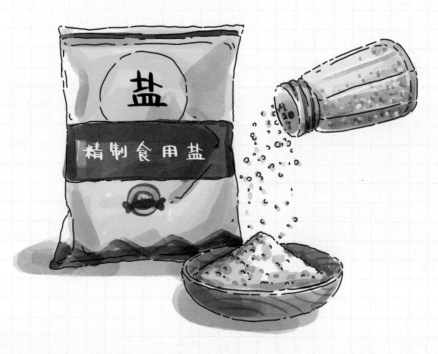

8 月

14
星期一　廿八

15
星期二　廿九

16
星期三　七月

17
星期四　初二

18
星期五　初三

19
星期六　初四

20
星期日　初五

133

周计划：

下周计划：

周总结：

隐形盐

　　"隐形盐"通常隐藏在酱油、鸡精、蚝油等高盐调味品以及加工过程中可能会加盐的饼干、面包、酱菜等预包装食品中，日常选购时应注意识别。一般来说，100g玉米片、龙须面、豆腐干可含有1.8g的盐，而10mL酱油、10g豆瓣酱、15g咸菜可含1.5g左右的食盐，这些"隐形盐"很容易被忽视，而且有些食品吃起来并不带咸味，但盐分含量也确实不低，需要我们在生活中多留心，常关注。

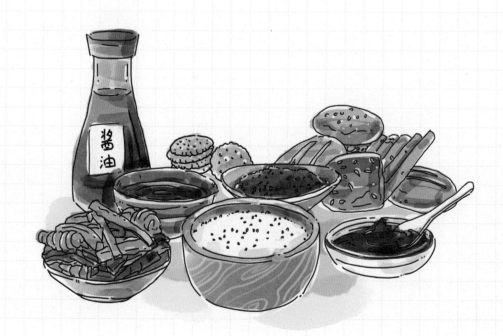

8月

21
星期一　初六

22
星期二　初七
七夕

23
星期三　初八
处暑

24
星期四　初九

25
星期五　初十

26
星期六　十一

27
星期日　十二

周计划:

下周计划:

周总结：

清淡少油

烹调油包括植物油和动物油，是人体必需脂肪酸和维生素E的重要来源，但摄入过量会引起肥胖和增加心血管疾病的发生风险。推荐成年人一天的摄入量为25～30g。

不同类型的食用油脂肪酸组成不同，因此家庭选购时注意常变换品种，更有益健康。

食用油营养型分类	代表性油脂	特征脂肪酸
高饱和脂肪酸类	黄油、牛油、猪油、椰子油	月桂酸、豆蔻酸等
富含n-9系列脂肪酸	橄榄油、茶油、菜籽油	高油酸单不饱和脂肪酸等
富含n-6系列脂肪酸	玉米油、大豆油、花生油	高亚油酸型多不饱和脂肪酸等
富含n-3系列脂肪酸	鱼油、亚麻籽油、紫苏油	DHA、EPA、α-亚麻酸等

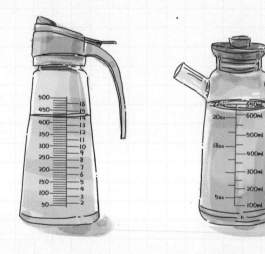

8月 **9**月

28
星期一　十三

29
星期二　十四

30
星期三　十五
中元节

31
星期四　十六

九月　1
星期五　十七

2
星期六　十八

3
星期日　十九

周计划:

下周计划:

周总结：

控糖

　　吃太多糖容易导致口味改变，增加超重、肥胖和龋齿的发生风险，建议每天糖的摄入不超过 50g，最好控制在 25g 以下。

　　很多加工食品和菜肴是含糖大户，要注意少吃。如含糖饮料、糕点、饼干、甜品、糖醋排骨、冰糖银耳羹等。

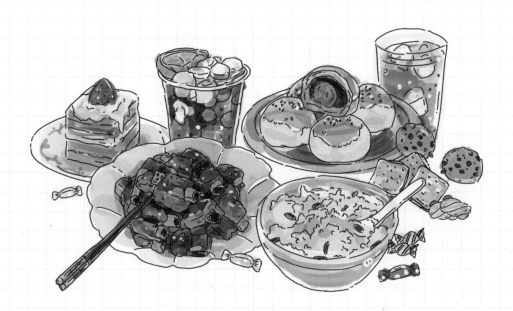

9 月

4
星期一　二十

5
星期二　廿一

6
星期三　廿二

7
星期四　廿三

8
星期五　廿四
白露

9
星期六　廿五

10
星期日　廿六
教师节

周计划:

下周计划:

周总结：

如饮酒应限量

任何形式的酒精对人体健康都无益处。如饮酒一定要限量，成年人一天饮酒的酒精量不要超过15g。聚餐时不劝酒、不酗酒。过量饮酒危害人体健康，可导致急、慢性酒精中毒，酒精性脂肪肝，甚至还会造成不可逆的酒精性肝硬化。长期过量饮酒还会增加高血压、脑卒中等疾病发生风险。

不同类型的酒含有15g酒精的量

类型	含 15g 酒精的量（mL）
啤酒（4% 计）	450
葡萄酒（12% 计）	150
白酒（38% 计）	50
高度白酒（52% 计）	30

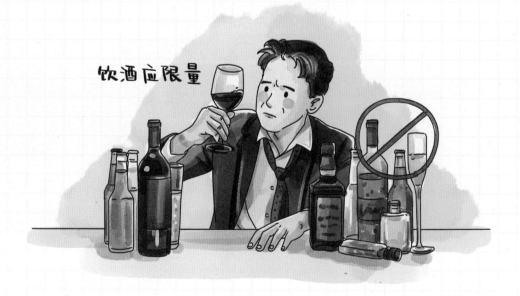

饮酒应限量

9月

11

星期一　廿七

12

星期二　廿八

13

星期三　廿九

14

星期四　三十

15

星期五　八月

16

星期六　初二

17

星期日　初三

周计划：

下周计划：

周总结：

规律进餐 足量饮水

　　规律进餐是实现合理膳食的前提，应合理安排一日三餐，定时定量、饮食有度，不暴饮暴食。早餐提供的能量应占全天总能量的 25% ~ 30%，午餐占 30% ~ 40%，晚餐占 30% ~ 35%。

　　水是构成人体成分的重要物质并发挥着多种生理作用。每天主动、足量饮水，推荐喝白开水或淡茶水，不喝或少喝含糖饮料。建议低身体活动水平的成年人每天饮 7 ~ 8 杯水，相当于男性每天喝水 1700mL，女性每天喝水 1500mL。

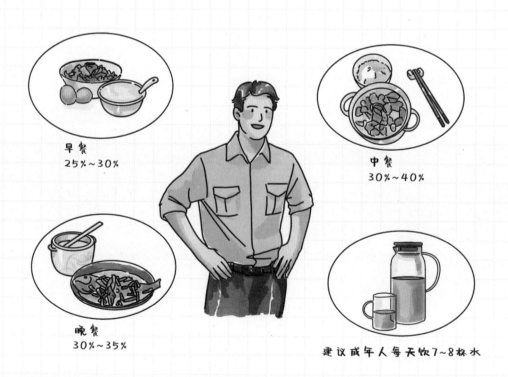

早餐
25%~30%

中餐
30%~40%

晚餐
30%~35%

建议成年人每天饮7~8杯水

9 月

18
星期一　初四

_____

19
星期二　初五

_____

20
星期三　初六

_____

21
星期四　初七

_____

22
星期五　初八

_____

23
星期六　初九
秋分

_____

24
星期日　初十

_____

周计划:

下周计划:

周总结:

科学的进餐顺序

科学的进餐顺序能够有效控制餐后血糖。碳水化合物对血糖影响最大，米饭是一种高血糖生成指数的食物。因此，按照汤→菜→肉→饭的顺序间隔进餐，蔬菜和肉中的膳食纤维、蛋白质的血糖反应较低，同时增加饱腹感，减慢胃的排空，减少肠蠕动，延缓对碳水化合物的吸收，从而有助于控制血糖。

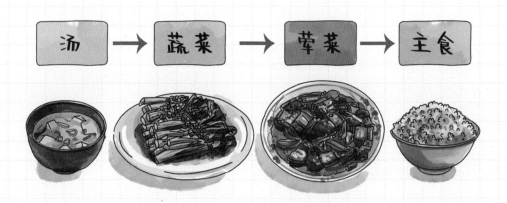

汤 → 蔬菜 → 荤菜 → 主食

9月 **10**月

25
星期一　十一

26
星期二　十二

27
星期三　十三

28
星期四　十四

29
星期五　十五
中秋节

30
星期六　十六

十月　1
星期日　十七
国庆节

周计划：

下周计划：

周总结：

不吃早餐的危害

俗话说"早吃好，午吃饱，晚吃少"。早餐提供的能量和营养在全天的能量和营养摄入中占有重要地位，很难由午餐或晚餐来补充。长期不吃早餐，可能引起蛋白质、维生素、矿物质等多种营养素的缺乏，从而出现疲劳、倦怠、大脑反应迟钝，甚至低血糖，影响正常生活。因此，营养合理的早餐对我们的身体健康和学习生活具有重要作用。

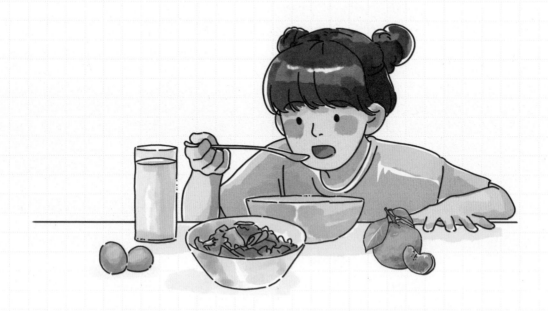

10 月

2 星期一 十八

3 星期二 十九

4 星期三 二十

5 星期四 廿一

6 星期五 廿二

7 星期六 廿三

8 星期日 廿四

寒露

周计划：

下周计划：

周总结：

夜宵的危害

　　夜宵，是指在晚餐2小时后进食食物的总称。研究发现，进食夜宵可能与机体肥胖、尿酸升高、脂肪肝等有关。肝脏可能是长期进食夜宵后较早受损伤的器官，夜宵带来过剩的能量更容易转化成脂肪堆积于肝脏，形成脂肪肝，从而导致肝脏的炎症损伤。另外，太晚进餐会影响胃肠黏膜的修复。因此，建议睡前2小时不要吃夜宵，对于一些特殊人群（胃肠功能差的老年人、经常夜班者），可以选择热牛奶、全麦面包、低升糖指数的水果这类饱腹感强、营养价值高的食物。

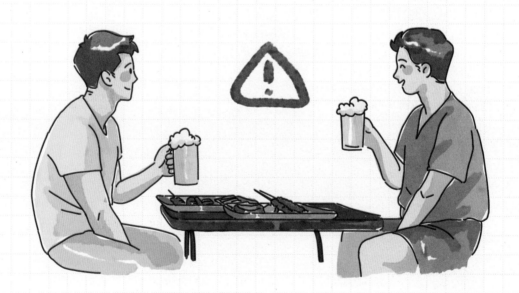

10月

9
星期一　廿五

10
星期二　廿六

11
星期三　廿七

12
星期四　廿八

13
星期五　廿九

14
星期六　三十

15
星期日　九月

周计划：

下周计划：

166

周总结：

零食

　　零食是指非正餐时间食用的食物或饮料，不包括水。任何食物都含有一定量的能量和营养素，合理选择零食，可以作为一日三餐之外的营养补充。优选水果、奶类和坚果；少吃高盐、高糖、高脂肪及烟熏油炸食品；不喝或少喝含糖饮料。

　　两餐之间可适当吃些零食，睡前1小时不宜吃零食。吃零食的量不宜多，以不影响正餐为宜，更不应该用零食代替正餐。

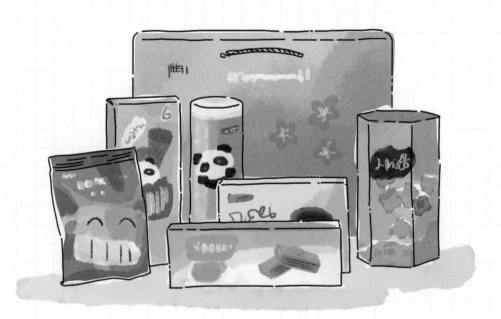

10月

16
星期一　初二

17
星期二　初三

18
星期三　初四

19
星期四　初五

20
星期五　初六

21
星期六　初七

22
星期日　初八

周计划:

下周计划:

周总结：

坚果

坚果通常指的是富含油脂的种子类食物，一般分为树坚果和果实种子两类。树坚果包括杏仁、腰果、榛子、核桃、松子、板栗、白果（银杏）、开心果、夏威夷果等；果实种子包括花生、葵花子、南瓜子、西瓜子等。

坚果脂肪含量可达 40% 以上，是一种高能量的食物。大部分坚果中脂肪酸以单不饱和脂肪酸为主，核桃和松子中多不饱和脂肪酸含量较高，葵花子、西瓜子和南瓜子中亚油酸含量较高。种子类坚果的蛋白质含量为 12% ~ 36%，碳水化合物含量在 15% 以下。坚果也富含钾、钙、锌等矿物质，以及维生素 E 和 B 族维生素，是良好的膳食来源。

每周吃适量（50 ~ 70g）的坚果有利于健康。

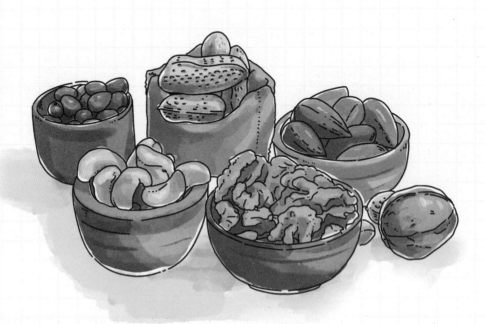

10 月

23 星期一 初九
重阳节

24 星期二 初十
霜降

25 星期三 十一

26 星期四 十二

27 星期五 十三

28 星期六 十四

29 星期日 十五

周计划:

下周计划:

周总结：

足量饮水

应主动喝水、少量多次，当感觉口渴时已经是身体明显缺水的信号。体内水的主要来源包括饮水、食物中的水。1.在温和气候条件下，低身体活动水平的成年男性每天总水适宜摄入量为3000mL，每天水的适宜摄入量为1700mL，从食物中获得水为1300mL；2.女性每天总水适宜摄入量为2700mL，每天水的适宜摄入量为1500mL，从食物中获得水为1200mL；3.孕妇每天总水适宜摄入量为3000mL，乳母每天总水适宜摄入量为3800mL。

不同环境下，如高温、高湿、寒冷、高海拔等特殊环境，机体对于水分的需求也会发生改变，需要及时补充水分甚至电解质。

建议成年人饮用白开水或淡茶水，儿童不喝含糖饮料。

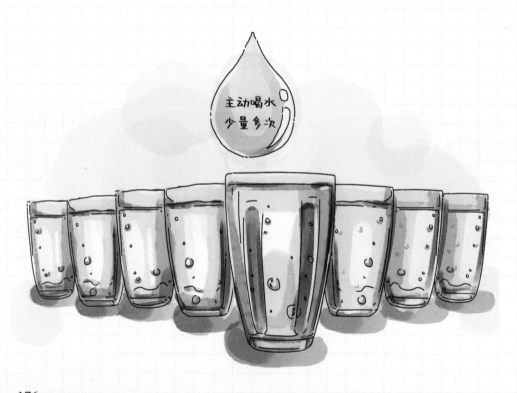

10月 11月

30
星期一　十六

31
星期二　十七

十一月 1
星期三　十八

2
星期四　十九

3
星期五　二十

4
星期六　廿一

5
星期日　廿二

周计划：

下周计划：

178

周总结：

会烹会选
会看标签

食物是人类获取营养、赖以生存和发展的物质基础，在生命的每一个阶段都应该规划好膳食。了解各类食物的营养特点，挑选新鲜的、营养素密度高的食物。营养标签是预包装食品标签上向消费者提供食品营养信息和特性的说明。学会看食品营养标签，选择购买较健康的包装食品。烹饪是合理膳食的重要组成部分，学习烹饪，做好一日三餐，享受营养与美味。

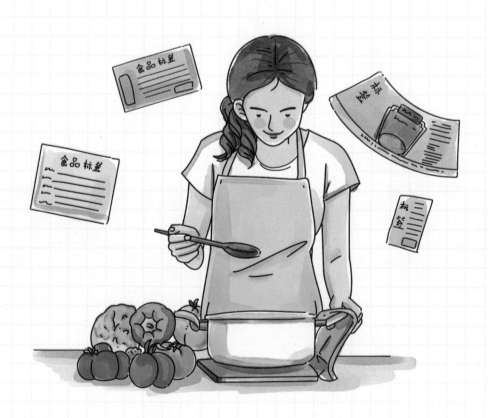

11_月

6
星期一　廿三

7
星期二　廿四

8
星期三　廿五
立冬

9
星期四　廿六

10
星期五　廿七

11
星期六　廿八

12
星期日　廿九

周计划：

下周计划：

周总结：

怎么看懂配料表

　　配料表提示了预包装食品中各种原料、辅料及添加剂的使用情况，按照"用量递减"的原则来标示，位置越靠前，含量就越高。

　　看配料表时首先关注第一位的原料是什么，还要留心反式脂肪酸（氢化植物油、氢化棕榈油、人造奶油、代可可脂、植物起酥油等）的使用。

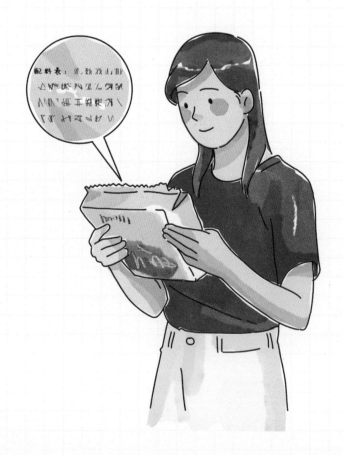

11月

13
星期一　十月

14
星期二　初二

15
星期三　初三

16
星期四　初四

17
星期五　初五

18
星期六　初六

19
星期日　初七

周计划：

下周计划：

186

周总结：

怎么看懂营养成分表

营养成分表在预包装食品上是用三列表格的形式标出的每 100g（mL）或者每份食品提供的能量和营养素的含量，及其占各自每天应当摄入量的百分比（NRV%）。

"0糖""0钠"不是一点糖和钠都没有，而是每 100g 或 100mL 中，糖 ≤ 0.5g、钠 ≤ 5mg，可以忽略不计，都允许标示 0。而"0蔗糖"只代表没有蔗糖，不代表没有其他糖类、代糖或者碳水化合物，不意味着糖尿病患者可以随便吃。即便是"0糖""0卡"的饮料也没有白开水健康，不能天天喝。

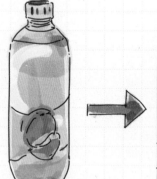

营养成分表

项目	每100mL	NRV%
能量	0kJ	0%
蛋白质	0g	0%
脂肪	0g	0%
碳水化合物	5.5g	2%
糖	0g	0%
钠	0mg	0%
钙	50mg	6%

"0糖""0钠"不是一点糖和钠都没有，而是每100g或100mL中，糖≤0.5g、钠≤5mg

11月

20
星期一　初八

21
星期二　初九

22
星期三　初十
小雪

23
星期四　十一

24
星期五　十二

25
星期六　十三

26
星期日　十四

周计划:

下周计划:

周总结：

烹饪方式

生活中，较为常见的烹调方式包括蒸、煮、煎、炸、炒、炖、烤等。通常蒸、煮和旺火快炒是比较推荐的烹饪方法；而煎、炸等烹调方式不建议经常使用。

一般情况下，烹调温度越高、时间越长，对食材原料中的营养成分的影响越大，但借助挂糊、上浆等方式能在原料表面形成保护层，避免直接将食材暴露于高温环境，减少营养素流失。

此外，一定要注意控制烹调油和盐、糖等调味品用量，保留食物本味是科学烹饪的必要准则。

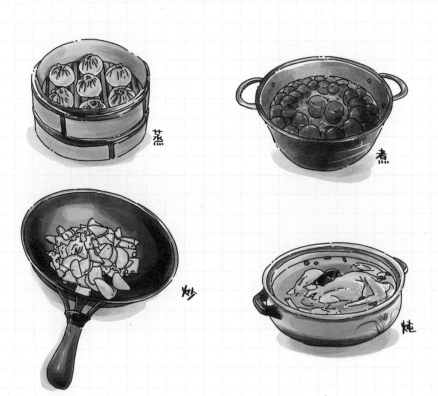

蒸　煮　炒　炖

11月 **12**月

27
星期一 十五

28
星期二 十六

29
星期三 十七

30
星期四 十八

十二月 1
星期五 十九

2
星期六 二十

3
星期日 廿一

周计划:

下周计划:

194

周总结：

巧烹饪 保持蔬菜营养

蔬菜的营养素容易受到烹调加工方法的影响，加热烹调容易导致维生素降解和矿物质流失，根据蔬菜特性选择适宜的加工处理和烹调方法可以较好地保留营养物质。

小贴士

先洗后切、开汤下菜、急火快炒、炒好即食。

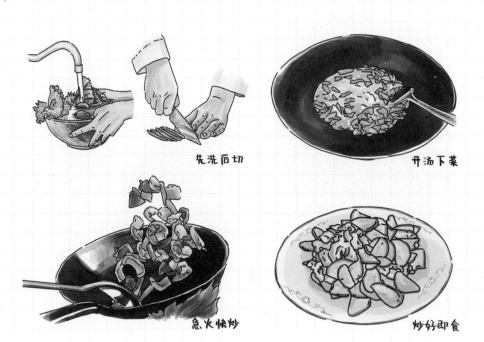

先洗后切

开汤下菜

急火快炒

炒好即食

12 月

4 星期一 廿二

5 星期二 廿三

6 星期三 廿四

7 星期四 廿五
大雪

8 星期五 廿六

9 星期六 廿七

10 星期日 廿八

周计划：

下周计划：

周总结：

公筷分餐 杜绝浪费

疾病的各类传播途径中，唾液是主要的途径之一。多人同桌吃饭，应使用公筷公勺、采用分餐或份餐等方式，可以有效防止病从口入。

勤俭节约是中华民族的传统美德，人人都应尊重和珍惜食物，无论在家在外都应倡导光盘行动，避免铺张浪费。

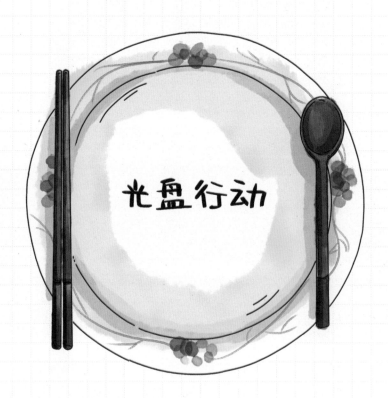

公筷分餐 杜绝浪费

光盘行动

12月

11
星期一　廿九

12
星期二　三十

13
星期三　冬月

14
星期四　初二

15
星期五　初三

16
星期六　初四

17
星期日　初五

周计划:

下周计划:

周总结：

爱惜食物
避免浪费

"一粥一饭，当思来之不易；半丝半缕，恒念物力维艰。"

爱惜食物，从我做起。

按需选购，合理储存。按需购买，既保证新鲜又避免浪费。

制作"小份菜"。每次烹调食物不要过多，根据食量合理安排，叶菜类一次性吃完。

合理利用剩饭剩菜。在保证食品安全前提下，将剩下的米饭和肉类等进行合理加工。

在外点餐不铺张。提倡点小份菜、半份菜，剩菜打包。

自助餐时要适量。按需取餐，少量多次，践行光盘行动。

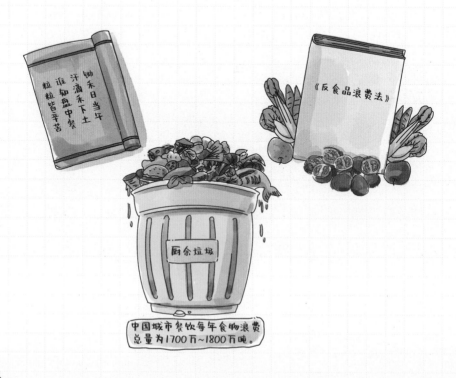

锄禾日当午
汗滴禾下土
谁知盘中餐
粒粒皆辛苦

《反食品浪费法》

厨余垃圾

中国城市餐饮每年食物浪费总量为1700万~1800万吨。

12 _月

18 星期一　初六

_____

19 星期二　初七

_____

20 星期三　初八

_____

21 星期四　初九

_____

22 星期五　初十
　　　　冬至

_____

23 星期六　十一

_____

24 星期日　十二

_____

周计划：

下周计划：

周总结:

外出就餐

点餐建议：

合理搭配。按食物多样、荤素搭配、勿忘主食的原则搭配菜品。

按需点餐。点餐时根据人数确定菜品数量。自助餐时少量多次。

口味清淡。控制高油、高盐、高糖菜品数量，提醒餐厅人员油、盐、糖酌情少加一点。

公筷公勺。培养使用公筷公勺意识和习惯，保证饮食安全。

倡导打包。如有剩余饭菜，建议打包带走，自觉减少浪费。

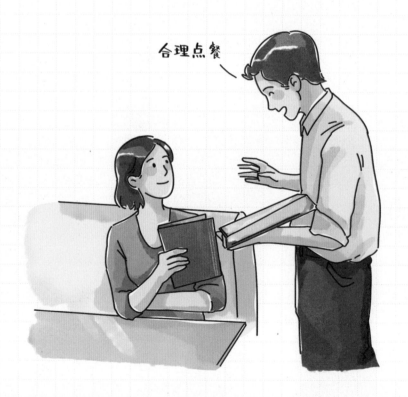

合理点餐

12 月

25
星期一　十三

26
星期二　十四

27
星期三　十五

28
星期四　十六

29
星期五　十七

30
星期六　十八

31
星期日　十九

周计划:

下周计划:

周总结：